Marlene Faldraga Espinosa
Yanet Palmero Guzmán
Yudith Neris Borroto

Comportamiento de las enterobacterias en neonatos con IAAS

Marlene Faldraga Espinosa
Yanet Palmero Guzmán
Yudith Neris Borroto

Comportamiento de las enterobacterias en neonatos con IAAS

Enterobacterias en neonatos con IAAS

Editorial Académica Española

Imprint

Cover image: www.ingimage.com

Publisher:
Editorial Académica Española
is a trademark of
Dodo Books Indian Ocean Ltd. and OmniScriptum S.R.L publishing group

120 High Road, East Finchley, London, N2 9ED, United Kingdom
Str. Armeneasca 28/1, office 1, Chisinau MD-2012, Republic of Moldova, Europe
Managing Directors: Ieva Konstantinova, Victoria Ursu
info@omniscriptum.com

Printed at: see last page
ISBN: 978-620-8-82662-8

COMPORTAMIENTO DE LAS ENTEROBACTERIAS EN NEONATOS CON IAAS. SERVICIO PROVINCIAL DE NEONATOLOGÍA. SANCTI SPIRITUS. 2023-2024

AUTORES:

Marlene Faldraga Espinosa [1]: http:s//orcid.org/0009-0003-1926-4954

Yanet Palmero Guzmán[2] http:s//orcid.org/0009-0009-3687-3982

Yudith Neris Borroto [3]: http:s//orcid.org/0009-0000-0946

[1]Dra. Medicina. Especialista en Primer Grado en Medicina General Integral y en Microbiología. Profesora Auxiliar. Facultad de Ciencias Médicas, Sancti Spiritus. Correo: marlenefaldraga@infomed.sld.cu

[2]Dra. Medicina. Especialista en Primer Grado en Medicina General Integral y en Microbiología. Centra Provincial de Higiene y Epidemiologia, Sancti Spíritus. Correo: cuckita2023@gmail.com

[3]Dra. Medicina. Especialista en Primer Grado en Medicina General Integral y en Microbiología. Centra Provincial de Higiene y Epidemiologia, Sancti Spíritus. Correo: nerisborrotoyudith@gmail.com

RESUMEN

La sepsis neonatal asociada a la asistencia sanitaria por enterobacterias se ha incrementado mundialmente. Se realizó una investigación observacional descriptiva longitudinal prospectiva con el objetivo de describir el comportamiento de las enterobacterias en aislamientos de muestras de neonatos con IASS ingresados en el Servicio de Neonatología del Hospital Provincial de Sancti Spíritus, desde Enero de 2023 hasta Marzo de 2024. Se trabajó con 15 muestras que cumplieron los criterios de selección. La identificación de especie se realizó cumpliendo las normas de la especialidad, se utilizó el método de Kirby-Baüer siguiendo los lineamientos del Clinical and Laboratory Standards Institute y Laboratorio Nacional de Referencia para la Vigilancia de la Resistencia Antimicrobiana en Patógenos causantes de IAAS. La mayoría de la sepsis neonatal por enterobacterias fue tardía en pretérminos con bajo peso al nacer que usaron previamente antibióticos, siendo el germen predominante la Escherichia coli y la mayor sensibilidad fue a Meropenem con mayor resistencia a cefalosporinas y la mayoría eran productoras de BLEE.

Palabras Claves: Enterobacterias, Sepsis Neonatal Asociada a la Asistencia Sanitaria, Enterobacterias productoras de BLEE y Carbapenemasas.

INTRODUCCION

Las infecciones constituyen una complicación de salud en casi todos los países, pero esta problemática es muy superior en los países con bajo desarrollo y se ve reflejado en las disparidades en indicadores de salud tales como incidencia, mortalidad y secuelas y las intrahospitalarias representan un problema de salud a nivel mundial. [1]

Las infecciones asociadas a la asistencia sanitaria (IAAS), son aquella condición sistémica o localizada, observada durante la hospitalización, resultado de una reacción adversa a un agente infeccioso o sus toxinas, sin evidencia que la infección estuviese presente o en período de incubación en el momento del ingreso [2] y que constituyen un problema de salud actual en los servicios de neonatología, que en los últimos tiempos ha aumentado su complejidad debido a la atención brindada a neonatos inmaduros, susceptibles a la colonización bacteriana, mediada por el uso de procedimientos invasivos que facilitan la entrada de las infecciones [3].

En relación al neonato, se define como IAAS cuando nace un niño de una madre sana y este se infecta de 48 a 72 horas más tarde o 48 horas después del alta. El contacto desde los primeros días de la vida con los elementos de cuidado los expone al riesgo intrahospitalario [4].

La sepsis es la segunda causa de mortalidad neonatal, después de la prematuridad, existen múltiples factores de riesgo identificados tanto maternos, como neonatales, así como la presencia y persistencia de patógenos bacterianos en el entorno hospitalario en superficies, personal y pacientes como: *Enterococcus*, *Staphylococcus aureus*, *Acinetobacter*, *Escherichia coli*, *Klebsiella*, *Pseudomona aeruginosa y Serratia marcescens*. La incidencia de las infecciones asociadas a la atención en salud sigue siendo elevada, según estadísticas de la Organización Mundial de la Salud, una media del 8,7 % de los pacientes de un hospital presentan infecciones nosocomiales, con una mortalidad atribuible que puede ser hasta de 35 a 55 %. [5].

En Cuba, al cierre del año 2022, se produjeron 80 fallecimientos de neonatos por sepsis, lo que representó el 77,56% de todos los fallecimientos, por lo que fue la primera causa de muerte en niños de 0 a 27 días, relacionadas fundamentalmente, con catéteres venosos centrales o arteriales infectados. [3]

En el Servicio de Neonatología en la provincia de Sancti Spíritus, se ha evidenciado un incremento de sepsis neonatal por enterobacterias, incluso resistentes a los betas lactámicos y productoras de carbapenemasas, en los aislamientos de muestras procedentes de neonatos con IAAS, a pesar de existir implementado un programa de vigilancia y control de estas infecciones.

La vigilancia laboratorial es fundamental para la detección de estos mecanismos inusuales y emergentes de resistencia. Por lo antes mencionado este estudio tiene como objetivo describir el comportan de los aislamientos de enterobacterias en muestras de neonatos ingresados en el Servicio de Neonatología con infecciones asociadas a la asistencia sanitaria del Hospital Provincial "Camilo Cienfuegos" de Sancti Spíritus en el período Enero 2023-Marzo 2024.

DISEÑO METODOLOGICO

Se realizó una investigación observacional descriptiva longitudinal prospectiva con el objetivo de describir el comportamiento de las enterobacterias en aislamientos de muestras de neonatos con IASS ingresados en el Servicio de Neonatología del Hospital Provincial Camilo Cienfuegos de Sancti Spíritus, la que comprendió el período desde el 1ro de Enero de 2023 hasta el 31 de Marzo de 2024, incluidos ambos.

El universo estuvo constituido por todas las muestras procedente de neonatos ingresados en el servicio de neonatología que cumplieron con el criterio de inclusión. De ellas fueron seleccionadas 15 muestras en que se aislaron enterobacterias.

Criterios de Inclusión

- ✓ Neonato con IAAS en los que se aisló una enterobacteria en muestra purulenta o hemocultivo o urocultivo recolectada cumpliendo los requisitos establecidos para el proceder de recolección

Criterios de Exclusión

- ✓ Neonato con IAAS en que la muestra recolectada se encontró presencia de dos gérmenes.
- ✓ Neonato con IAAS en que se aisló otro microorganismo diferente de Enterobacteria y/o no esté asociado a la asistencia sanitaria.
- ✓ Que la recolección de la muestra no cumpla los principios básicos para la obtención de muestras microbiológicas.
- ✓ Historia Clínica incompleta

Se utilizó la base de datos, en soporte digital, del Departamento de Microbiología del Hospital Camilo Cienfuegos de todas las muestras purulentas, hemocultivos y/o urocultivos positivos a la familia Entobacteriaceae y se revisaron las historias clínicas de los de los neonatos con IAAS.

Se realizó el cultivo del total de las muestras, su identificación por pruebas bioquímicas y el estudio de sensibilidad antimicrobiana, aplicando la metodología de Bauer-Kirby. Se implementaron las marchas técnicas recomendadas por el Departamento de Microbiología del Hospital Camilo Cienfuegos, se aplicaron la metodología y los procederes recomendados por el Instituto Americano de Normas Clínicas y de Laboratorio (CLSI) para la detección de resistencia antimicrobiana en muestras biológicas.

Se confeccionó la Planilla de recolección de datos para cada paciente/aislamiento que formó parte de la investigación.

En todos los casos teniendo en cuenta el cumplimiento de las normas técnicas de la especialidad, la muestra para cultivo fue del verdadero sitio de la infección y fue recogida con un mínimo de contaminación de tejidos, órganos o secreciones adyacentes.

Se utilizaron dispositivos de recolección, recipientes para las muestras y medios de cultivo adecuados para asegurar el óptimo aislamiento del microorganismo. Para identificar la presencia del microorganismo patógeno en las diferentes muestras se utilizaron diferentes medios y reactivos en el laboratorio de microbiología clínica, según las Normas Cubanas de Trabajo en los Laboratorios, con productos biológicos BIOCEN, OXOID, Centro Nacional de Investigaciones Científicas.

Para el aislamiento primario de las muestras purulentas se utilizaron los métodos convencionales de diagnóstico disponibles como siembra de agotamiento por estrías, utilizando asa de platino, en medio líquido de tioglicolato, placas de agar sangre y Mac Conkey, Se incubaron a temperatura óptima de crecimiento de 37º C por 18-24 horas, concluido este periodo se realizó su lectura.

Las muestras de sangre para hemocultivo se inocularon en el frasco recomendado para el proceder, se incubaron a 37º C en aerobiosis por un período de 7 días con observación diaria del aspecto macroscópico en busca de signos que indicaran desarrollo bacteriano: hemólisis, turbidez, presencia de gas, colonias. Cuando aparecieron estos signos se realizó tinción de Gram directa con observación microscópica posterior.

Para todas las muestras, la lectura se realizó teniendo en cuenta las características macroscópicas culturales. Para el diagnóstico de género y especie de los gérmenes fue necesario efectuar las pruebas bioquímicas y fisiológicas.

Se utilizó para el procesamiento de los datos que se obtuvieron el programa SPSS versión 25.0 y con este paquete estadístico se crearon tablas de distribución de frecuencias con valores absolutos (número de casos) y relativas (porcentajes) con la finalidad de facilitar el análisis, interpretación y comunicación de la información.

El presente trabajo no requirió del consentimiento informado de los pacientes, ya que no procedía. Se mantuvo la confidencialidad de las cepas y su procedencia, garantizándose su uso, únicamente con fines científicos. Se comunicó a las autoridades sanitarias de la institución los objetivos del mismo, los procedimientos a realizar y se puntualizaron los fines de la información utilizada.

MARCO TEORICO

Las IAAS son el evento adverso más frecuente durante la prestación de atención sanitaria, y ninguna institución ni país puede afirmar que ha resuelto el problema [5] y se definen como aquella condición sistémica o localizada, observada durante la hospitalización, resultado de una reacción adversa a un agente infeccioso o sus toxinas, sin evidencia que la infección estuviese presente o en período de incubación en el momento del ingreso [3]. Algunos estudios han mencionado un límite de tiempo de 48 a 72 horas después de ingresar a un centro asistencial de salud o hasta 30 días después de haber sido dado de alta [6].

Son tan antiguas como los hospitales, el Dr. Ignaz Philips Semmelweis (1818-1865), médico húngaro que en 1844 fue nombrado asistente del departamento de maternidad del Hospital Universitario de Viena Allegemeines Krankenhause, la mayor división de Europa en aquella época, es el responsable de una de las primeras descripciones de las infecciones intrahospitalarias En los años 50 del siglo XX, investigadores de Inglaterra, Escocia y el CDC estudiaron los focos de infección en los hospitales y fue entonces cuando se reconoció por primera vez el problema a través de investigaciones aisladas. [7].

A continuación, en la década de 1960 se llevaron a cabo investigaciones más estructuradas y sistemáticas y, en la década de 1970, en muchas regiones del mundo surgieron programas de vigilancia y control de las infecciones intrahospitalarias [8].

Debido a su extrema morbilidad y a su papel en la muerte de numerosos pacientes IAAS suponen un reto para las instituciones sanitarias mundiales., a Aunque los IAAS son el acontecimiento adverso más frecuente en la atención médica, su verdadera carga mundial sigue siendo desconocida debido a la dificultad para recopilar datos fiables. La mayoría de los países carecen de sistemas de vigilancia de las IAAS, y los que los tienen se enfrentan al reto de su complejidad y a la falta de uniformidad de los criterios diagnósticos. La prevalencia de infecciones nosocomiales es elevada en la UCI debido, tanto a la gravedad de la enfermedad subyacente, que requiere intervenciones invasivas más frecuentes, como al mayor uso de antibióticos de amplio espectro [9].

El Centro para el Control y la Prevención de Enfermedades (CDC) de Estados Unidos estima que entre el 5 y el 10% de los pacientes hospitalizados desarrollan una infección intrahospitalaria [10].

Los datos de la Organización Panamericana de la Salud (OPS) indican que más de 1,4 millones de personas en el mundo contraen infecciones en el hospital. En los países desarrollados, la prevalencia de pacientes hospitalizados que adquieren, al menos, una infección asociada a la atención en salud se encuentra entre 3,5 y 12 %, mientras que en los países en desarrollo varía entre 5,7 y 19,1 %, alcanzando en algunos de estos últimos países una proporción incluso mayor a 25 % de pacientes afectados [11].

En países desarrollados, el total de gastos asciende a 5-10 mil millones de dólares anuales. Si se estima que la infección es la causa de muerte en 1 a 3% de los pacientes ingresados, se tendrán cifras como las reportadas en Estados Unidos de América (E.U.A.), de 25 a 100 mil muertes anuales. En América Latina, aunque la carga de las IAAS es desconocida, algunos países han generado avances en la caracterización de esta problemática y en la generación de acciones para su contención. En el Estudio de Prevalencia de eventos adversos en hospitales de Latinoamérica "La Infección nosocomial" fue el evento más frecuente con el 37,14% [12].

Las infecciones intrahospitalarias están condicionadas por tres factores: [13]

- ✓ Agente Etiológico (inefectividad y virulencia)
- ✓ El Huésped (edad, sexo, neutropenia, comorbilidad estado nutricional)
- ✓ De la Atención Hospitalaria (cateterismo, procedimientos quirúrgicos, sondaje vesical, nasogástrico, ventilación mecánica, no cumplimiento de los protocolos de prevención)

Vías de Transmisión

- ✓ Contacto directo
- ✓ Transmisión por manos

El tipo de microorganismo causante de las IAAS constituye el factor de riesgo más importante para mortalidad, la cual llega a 40% si se trata de bacilos gramnegativos y a 28% en los pacientes con infecciones fúngicas [14]

La mayoría de los casos de IAAS se observan en las unidades de cuidados intensivos que tratan a un gran número de pacientes con factores de riesgo como la inmunosupresión y los someten a numerosos procedimientos invasivos, todo lo cual aumenta la probabilidad de que se infecten dentro del hospital. Las infecciones más frecuentes que se tratan actualmente en el sistema sanitario son las del tracto respiratorio, seguidas de las del tracto genitourinario, todas ellas asociadas a riesgos derivados de procedimientos invasivos [(15)]

Las IAAS en el área de neonatología no son más que aquellas infecciones que se presentan durante el tiempo de hospitalización posterior a su ingreso tras alguna condición, ya sea, médica o quirúrgica del paciente. Se consideran un evento de vigilancia epidemiológica relevante, por ser una complicación asociada al aumento de la morbilidad, mortalidad y a una prolongada estancia hospitalaria. Son frecuentes en el neonato, dado que su sistema inmunológico es inmaduro, y esto empeora con el bajo peso al nacer, la prematurez y la presencia de múltiples microorganismos patógenos en el ambiente [(16)].

Estas inciden directamente y los hace propensos adquirir fácilmente enfermedades como la neumonía, infecciones del torrente sanguíneo, infección de vías urinarias y osteomielitis, de las cuales la mayor incidencia en Unidades de Cuidados Intensivos Neonatales (UCIN), son la neumonía e infecciones del torrente sanguíneo [(17)].

Estas IAAS incrementan la mortalidad en los neonatos ingresados en las UCIN, ya que son más vulnerables por la incapacidad inmunológica por la disminución de la actividad bacteriostática y bactericida del plasma, además de presentar una disminución fagocitaria de los leucocitos y anticuerpos, a lo que se suma que la microbiota y microbioma hospitalario, compuesto por microorganismos que habitan en el entorno del hospital, además de bacterias “ambientales” no patógenas; actúan como reservorio y vector de patógenos causantes de IAAS [(18)].

La Organización Mundial de la Salud (OMS) indica que en todo el mundo fallecen casi 5 millones de neonatos al año y que un 98 % ocurren en países en vías de desarrollo. Del 30 al 40 % de las muertes neonatales tienen relación con las infecciones. Se estima que en los primeros 28 días de vida, entre 5 y 10 de cada 1000 recién nacidos vivos contraen una infección, y la incidencia entre los pacientes internados en unidades de terapia intensiva neonatal es entre el 18 y el 30 % [(18)].

La incidencia de las IAAS neonatales en países de desarrollo es de un 0,6 a 1,2% y en los países de vías de desarrollo es de un 20 a 40 % [(42)].17 En países desarrollados la incidencia varía entre 1% a 8% por cada 1000 recién nacidos vivos en la unidad de cuidados intensivos; en cuanto a Latinoamérica, se puede observar que el nivel de incidencia es de 3,5 a 8.9% por cada 1000 nacidos vivos, lo cual implica que es una situación bastante grave y que amerita mayor preocupación en ese sentido y, sobre todo, realizar proceso de evaluación que permita minimizar el nivel de incidencia [(19)].

La infección nosocomial más frecuente en UCIN es la bacteriemia, infección grave que traduce la presencia de bacterias en la sangre, generalmente relacionada al uso de dispositivos intravasculares, cuyo diagnóstico se establece en todo aquel paciente que presente fiebre, hipotermia o distermia, con hemocultivo positivo.

La bacteriemia primaria es aquella donde se encuentra un hemocultivo con un microorganismo aislado, además de clínica de infección y que no es posible identificar un foco infeccioso como fuente de bacterias al torrente vascular; secundaria es la que se presenta con síntomas de infección localizados en cualquier nivel con hemocultivo positivo [(20)].

Las infecciones del torrente sanguíneo, en las cuales se sospecha una bacteriemia pueden ser causadas por varios microorganismos y se dan en un paciente con diferentes factores de riesgo.

Según el momento de inicio de la sepsis puede clasificarse en: [(21)]

- ✓ Sepsis neonatal de inicio precoz (SNIP): inicio de los síntomas antes de las primeras 72 horas de vida.
- ✓ Sepsis de inicio tardío (SNIT): inicio de los síntomas después de las 72 horas de vida.

Según la vía de adquisición de la infección se clasifica en: [(21)]

- ✓ Sepsis de transmisión vertical: se transmite de la madre al feto/RN durante el embarazo, el parto o la lactancia. Habitualmente es de inicio precoz
- ✓ Sepsis de transmisión horizontal: la infección se produce por el contagio a partir de personas u objetos del entorno, por contacto con manos contaminadas del personal sanitario o con material de diagnóstico y/o tratamiento contaminado. Incluye tanto las adquiridas en la comunidad como las infecciones adquiridas durante el cuidado de los pacientes

ingresados en las unidades de hospitalización, también llamadas nosocomiales o relacionadas con la atención sanitaria
Teniendo esto en cuenta, se asume que la mayoría de los casos de SNIT, desde un punto de vista etiopatogénico, estarán relacionados con la atención sanitaria porque, generalmente, aparecen entre las 48 a 72 horas posterior a su nacimiento [(17,21)].

En las UCIN el número de recién nacidos ingresados que adquiere una infección nosocomial durante el ingreso varía entre el 7% y el 24%, y puede ser superior al 50% en los prematuros de peso <1000g al nacer. Las infecciones asociadas a catéter intravascular son las infecciones más frecuentes adquiridas en las unidades neonatales, aunque su diagnóstico en esta población de pacientes no es sencillo y a menudo se sobreestima su incidencia [(21)].

El principal factor de riesgo de la SNIT es la cateterización central que multiplica el riesgo, el cual resulta particularmente elevado en los catéteres por los que se administra nutrición parenteral. Otros factores asociados son la prematuridad, la ruptura de las barreras naturales, los procedimientos invasivos como la intubación endotraqueal, la enterocolitis necrotizante, la administración prolongada de antimicrobianos y el uso de fármacos inhibidores de la bomba de protones o antagonistas de los receptores H2 [(21)].

El diagnóstico clínico de SNIT en el neonato es difícil, porque muchos de los signos son inespecíficos y pueden observarse en patologías no infecciosas. Para realizar el diagnóstico se utiliza la clínica del paciente, los factores de riesgo y en las exploraciones complementarias (hemograma completo, proteína C reactiva, Procalcitonina, gasometría y cultivos de cualquier foco potencial), siendo el hemocultivo el patrón de referencia para el diagnóstico de sepsis neonatal, a pesar de sus limitaciones [(17,21)].

Desde el punto de vista etiológico, según lo reportado en Estados Unidos y Europa, los microorganismos grampositivos como *Staphylococcus* coagulasa negativos y *Staphylococcus aureus* son la causa predominante de sepsis de aparición tardía en la UCIN (48% a 70% de los casos); en segundo lugar, los microorganismos gramnegativos como *Serratia marcescens(52)* y *Pseudomona aeruginosa* (19% a 25% de los casos); y, en tercer lugar, pero no menos importantes, los hongos como *Candida albicans* (12% a 18% de los casos) [(22)]

En el caso de las bacterias gramnegativas, las que se encuentran hasta en el 42% de los casos, incluida Escherichia coli, Klebsiella pneumoneae, Serratia marcescens, Enterobacter spp y Pseudomona aeruginosa; las enterobacterias son asociadas a desenlaces fatales [(22)].

En las últimas dos décadas han aumentado las descripciones alrededor del mundo entorno a los aislamientos de enterobacterias, tanto en las infecciones adquiridas en la comunidad como en las intrahospitalarias.[(23)]

Las Enterobacterias son bacilos gramnegativos esenciales en la microbiología clínica, presentes en el tracto gastrointestinal, pertenecen a la familia Enterobacterales, siendo el grupo más grande y heterogéneo de bacilos gramnegativos con importancia clínica que producen una gran variedad de enfermedades en el ser humano.

Los microorganismos de esta familia son bacilos de 0,3-1 µm de ancho por 1-6 µm de largo, gramnegativos, sin agrupación, anaerobios facultativos; son quimioorganótrofos, poseen metabolismo fermentativo y respiratorio. Son catalasa positivos y oxidasa negativos; reducen los nitratos a nitritos. En los medios de cultivo forman colonias lisas, convexas y circulares de bordes definidos. Algunas especies desarrollan colonias más mucoides que otras (por ejemplo Klebsiella), no forman esporas y pueden ser móviles (presentan flagelos perítricos) o inmóviles. Son ubicuos y se encuentran en el suelo, agua, vegetación y forman parte de microbiota intestinal humana y de otros animales.

La familia Enterobacterales está formada por más de 50 géneros, algunos de los cuales tienen importancia clínica. Entre los más frecuentes se encuentran los siguientes: [(23)]

- ✓ Escherichia
- ✓ Proteus
- ✓ Salmonella
- ✓ Morganella
- ✓ Shigella
- ✓ Enterobacter
- ✓ Yersinia
- ✓ Citrobacter
- ✓ Klebsiella
- ✓ Serratia

Desde el punto de vista clínico, se pueden clasificar en dos grupos;

- Enterobacterias patógenas primarias como: Salmonella entérica, Shigella spp., Yersinia spp. y algunas cepas de Escherichia coli que producen principalmente cuadros gastrointestinales
- Enterobacterias oportunistas como: Escherichia coli, Klebsiella sp, Enterobacter sp, Serratia sp y Proteus sp.

Entre los factores de virulencia se señalan: [23]

- ✓ Los antígenos K presente en Escherichia coli, siendo el K1 el que desempeña un papel más prominente, pues protege la bacteria contra la fagocitosis y el poder bactericida del complemento.
- ✓ La α -hemolisina y los factores necrotizantes.
- ✓ Las fimbrias o pili, permiten la adherencia de las bacterias a receptores específicos de las células mucosas y epiteliales de las vías respiratorias, digestivas y genitourinarias.
- ✓ Se ha detectado la presencia de la colicina V (col. V) en cepas aisladas a partir de bacteriemia, esta colicina aumenta la virulencia de cepas K1+.
- ✓ Otro factor de virulencia descrito en cepas de E. coli causantes de infecciones extraintestinales es la aerobactina, codificada por el mismo plásmido que codifica para la colicina V.
- ✓ Entre los mecanismos que tiene Klebsiella para producir infección, se encuentran los receptores de pared de la célula bacteriana que permiten la unión de la bacteria a la superficie de las células del hospedero, así como la protegen de la fagocitosis. Otro factor es la gran cápsula que presentan estas cepas, la cual las protege de la fagocitosis e interfiere con la respuesta inmune. Los antígenos capsulares K1 y K2 son los que se asocian a la virulencia. Plásmido de 180 kDa que codifica para la aerobactina y los genes para el fenotipo mucoide.
- ✓ Los plásmidos, fragmentos de ADN extracromosómico transmisibles de bacteria a bacteria, no siempre de la misma especie, que permiten transmitir la resistencia a antibióticos (plásmidos R) o la producción de toxinas.

La importancia clínica y microbiológica de las enterobacterias radica en la asociación de una diversidad de cuadros clínicos. Dentro de las enterobacterias, *Escherichia coli* y *Klebsiella spp,* son las más frecuentes. Se ha asociado a cepas de Enterobacterales con: abscesos, neumonías, meningitis, septicemia, infecciones de heridas, infecciones urinarias e intestinales.

Algunas especies son importantes como causa de infecciones nosocomiales. Se ha reportado a nivel mundial que las enterobacterias son responsables del 75% de los casos de peritonitis asociada a enterocolitis necrotizante y del 25% de los casos de peritonitis por perforación intestinal [22].

Los hemocultivos aún se consideran el «estándar de oro» para detectar microorganismos patógenos; esta técnica permite la identificación y, por lo general, el examen tarda de 48 a 72h en arrojar su resultado. El diagnóstico depende mucho del cultivo sanguíneo, pero resulta ser un método demasiado lento y es limitado por resultados falsos negativos motivo por el cual se indica antibióticos empíricos. Los procedimientos para detectar sepsis neonatal toman como valor entre 1 a 4 UFC/mL, pero la acumulación de microorganismo en la sepsis alcanza un valor superior de 100 UFC/mL· [22]

El uso temprano de antibiótico empírico reduce no solo la aparición de patógenos resistentes a los medicamentos de uso común, sino que también minimiza la morbilidad y mortalidad por sepsis neonatal. El régimen empírico apropiado para sepsis neonatal debe basarse en el conocimiento óptimo de los agentes causales y su resistencia a los antibióticos en esa área. Aunque la mayoría de los patógenos causales de sepsis en recién nacidos son sensibles a los nuevos antibióticos, siempre aparecen cepas con resistencia, por lo que requiere vigilancia continua para monitorear la epidemiología cambiante de los organismos, la sensibilidad a los antibióticos y el uso necesario para superar la resistencia emergente a los antibióticos convencionales [20].

Si bien es cierto que el principal agente causal de las IAAS es el Estafilococo coagulasa negativo, se ha observado un incremento de las mismas por enterobacterias, en las que el pilar fundamental para el tratamiento son los betalactámicos, que si bien estos tratamientos pueden ser eficaces, también existen mecanismos de resistencia a estos antimicrobianos [19].

Durante la última década se ha incrementado rápidamente la resistencia antimicrobiana entre las especies de enterobacterias, de manera particular en Escherichia coli y Klebsiella pneumoneae. [21]

La resistencia bacteriana es un fenómeno creciente caracterizado por la capacidad natural o adquirida de una cepa bacteriana a permanecer refractaria a los efectos bactericidas o bacteriostáticos de un antimicrobiano. El uso indiscriminado de los antibióticos y la presión selectiva ambiental, realizada por los antisépticos y desinfectantes, ha generado una respuesta de supervivencia en los microorganismos, que los capacita para evadir eficazmente la acción bactericida de los antimicrobianos [(56)].

La resistencia bacteriana a los antimicrobianos puede ser: [(24)]

- Natural: Intrínseca a una familia, especie o grupo bacteriano. Es, por lo tanto, inmutable.
- Adquirida:

✓ *Cromosómica:* Se producen por cambios genéticos en el cromosoma bacteriano.

✓ *Transferible:* La bacteria obtiene la información genética que codifica el mecanismo de resistencia desde otra bacteria.

Los genes de resistencia se movilizan mediante diversos elementos genéticos móviles, entre los cuales los más importantes son:

➢ *Plásmidos:* Son porciones circulares de ADN extracromosómico, que pueden incluir genes que codifican proteínas que causan la resistencia a un determinado antibiótico. Son capaces de autorreplicarse independientemente del ADN cromosómico.

➢ Transposones: Son cadenas cortas de ADN que pueden saltar del cromosoma a un plásmido o al revés, entre plásmidos o entre plásmidos y bacteriófagos.

➢ Integrones: Son elementos genéticos móviles diferentes de los transposones pero con mecanismos parecidos. Se recombinan en un sitio específico del ADN. Junto con los transposones, son los sistemas que fundamentalmente actúan en la adquisición de resistencias al estar incluidos en plásmidos transmisibles.

Muchos de estos microorganismos tienen plásmidos que confieren resistencia, por lo que, debido al uso intenso de las cefalosporinas, en las últimas dos décadas, ha emergido la resistencia en enterobacterias a estos antibióticos y en respuesta a esta resistencia de amplio espectro, los antibióticos de la clase de los carbapenémicos se han establecido como los agentes principales para tratar estas infecciones, usándose, cada vez más, como la única terapia eficaz. Sin embargo, ha surgido resistencia producto de la producción por las EB de enzimas que los hidrolizan, llamadas carbapenemasas, lo cual confiere un nuevo desafío terapéutico, y cada vez se reportan más brotes de enterobacterias resistentes a carbapenémicos, aunque su prevalencia y características fenotípicas varían por áreas [25].

El mecanismo de resistencia más común en la familia *Enterobacterales*, es la producción de la enzima beta-lactamasa. Las beta-lactamasas son enzimas producidas por bacterias que inactivan los betalactámicos al hidrolizar el anillo beta-lactámico de los mismos. La mayoría de betalactamasas inactivan ya sea penicilinas o cefalosporinas, pero algunas son capaces de inactivar ambos tipos de antibióticos.

Betalactamasas de espectro extendido (BLEE): las BLEEs han emergido en las dos últimas décadas como un problema creciente que dificulta el tratamiento de infecciones producidas por las bacterias portadoras. Su aparición se asocia al uso excesivo de las cefalosporinas de espectro extendido y el aztreonam. Son consideradas como un mecanismo de resistencia de los microorganismos gramnegativos a los antibióticos betalactámicos, ya que hidrolizan a las cefalosporinas de espectro extendido que contienen una cadena lateral oximino como cefotaxima, ceftriaxona, ceftazidima y monobactámicos (aztreonam), pero no actúan sobre las cefamicinas (cefotetan, cefoxitina), ni carbapenémicos (imipenem, meropenem y ertapenem). [26]

Actualmente se conocen diversas variantes moleculares de BLEE, siendo la de mayor importancia epidemiológica la conocida como CTX-M por la capacidad de hidrolizar la cefotaxima; las principales especies de enterobacterias que se ven involucradas en este tipo de mecanismo de resistencia son: Klebsiella *pneumoneae*, *Escherichia coli* y *Enterobacter spp.* [26]

Betalactamasas del tipo carbapenémico (Carbapenemasas): son enzimas capaces de hidrolizar a los antibióticos de la familia de los carbapenemes, así como también, son capaces de inhibir la acción de los antibióticos betalactámicos [19]. En base a su estructura, las carbapenemasas pueden ser divididas en dos grupos principales: [27]

El incremento de la resistencia antimicrobiana junto con la falta de desarrollo de nuevos antimicrobianos supone un problema clínico de enorme magnitud. La ausencia de nuevos antibióticos es debida a la dificultad y al tiempo que comporta el desarrollo de los mismos, por lo que es necesaria el uso adecuado de la terapia antimicrobiana y la búsqueda de nuevas alternativas terapéuticas como el uso de antiguos antimicrobianos, el desarrollo o la búsqueda de moléculas no antimicrobianas que actúen frente a la bacteria sin presentar efecto bactericida o bacteriostático, moléculas que actúen a nivel del huésped o el reposicionamiento de fármacos, entre otras.

Por esta razón, las infecciones asociadas a la atención de salud se encuentran en vigilancia epidemiológica con el fin de monitorizar las tendencias de las tasas de densidad e incidencia acumulada de las IAAS, detectar oportunamente los brotes en las instituciones de salud, identificar los factores de riesgo de las infecciones, evaluar las medidas preventivas implementadas en los planes de prevención y control de las infecciones, y suministrar información para enseñar y fortalecer buenas prácticas en el personal de la salud.

La información obtenida de programas de vigilancia y el mapa microbiológico de las instituciones hospitalarias, debe ser conocida por todas las personas que conforman el grupo de trabajo en el centro hospitalario, proporcionando una visión de la situación que permita establecer actividades orientadas a controlar las infecciones.

Puede inferirse razonablemente, que en la actualidad las IAAS son una causa importante de morbimortalidad, principalmente en neonatos, donde se asocian diferentes factores de riesgo, ocasionando elevados costes sociales y económicos, por lo que la prevención de las IAAS en las UCIN es de suma importancia y algo digno de tomar en cuenta, ya que si se implementa habrá una reducción significativa de las infecciones intrahospitalarias.

Al no existir estudios previos del comportamiento de las enterobacterias en neonatos con IAAS en el Servicio Provincial de Neonatología en la provincia de Sancti Spíritus, se efectuó la investigación para describir la edad del neonato, factores de riesgos, los gérmenes aislados y su resistencia antimicrobiana.

RESULTADOS

Al estudiar el comportamiento de las IAAS según los días de nacido de los de neonatos analizadas se pudo determinar que en la mayoría de ellos la sepsis por enterobacterias, comenzó después de los tres primeros días de nacidos con un 10 66,66% (tabla 1).

Tabla 1. COMPORTAMIENTO DE LAS ENTEROBACTERIAS EN NEONATOS CON IAAS SEGÚN GRUPOS DE EDAD. SERVICIO PROVINCIAL DE NEONATOLOGÍA. SANCTI SPIRITUS. 2023-2024.

Edad de los Neonatos	**No**	**%**
0-3 días	5	**33,33**
4-28 días	*10*	*66,66*
Total	**15**	**100**

Fuente: Datos de las muestras recolectadas en el departamento de Microbiología Clínica HPCC.

Respecto al sexo de los neonatos con IAAS por enterobacterias se encontró, como se refleja en la Tabla 2, que la mayoría fueron del sexo masculino con 11 casos que representó el 73,33%.

Tabla 2. COMPORTAMIENTO DE LAS ENTEROBACTERIAS EN NEONATOS CON IAAS SEGÚN SEXO. SERVICIO PROVINCIAL DE NEONATOLOGÍA. SANCTI SPIRITUS. 2023-2024

Sexo	**No**	**%**
Masculino	*11*	*73,33*
Femenino	4	**26,66**
Total	**15**	**100**

Fuente: Historia Clínica

La edad gestacional es un factor muy importante en las IAAS en neonatos. El análisis de esta variable en los casos del estudio mostró (Tabla 3) que la mayoría de los aislados microbiológicos positivos a enterobacterias se presentaron en los nacidos antes del término gestacional (11 casos; 73,33%)

con predominio de los nacidos entre las 33 y 36 semanas gestacionales (9 casos; 60%).

Tabla 3. COMPORTAMIENTO DE LAS ENTEROBACTERIAS EN NEONATOS CON IAAS SEGÚN EDAD GESTACIONAL AL NACIMIENTO. SERVICIO PROVINCIAL DE NEONATOLOGÍA. SANCTI SPIRITUS. 2023-2024

Edad Gestacional	**No**	**%**
≤ 28 semanas	0	**0**
29-32 semanas	2	**13,33**
33-36 semanas	*9*	*60.00*
≥ 37 semanas	4	**26,66**
Total	**15**	**100**

Fuente: Historia Clínica

Cuando se analizó el peso al nacer en los neonatos con aislados microbiológicos de enterobacterias que tenían diagnosticada una IAAS se constató, como se muestra en la Tabla 4, que la gran mayoría pesó menos de 2500 gramos, predominando los que tuvieron pesos entre 2000 y 2499 gramos (4 casos; 46,66%).

Tabla 4. COMPORTAMIENTO DE LAS ENTEROBACTERIAS EN NEONATOS CON IAAS SEGÚN PESO AL NACIMIENTO. SERVICIO PROVINCIAL DE NEONATOLOGÍA. SANCTI SPIRITUS. 2023-2024

Peso (gr)	**No**	**%**
≤ 1000	2	**13,33**
1001-1049	3	**20,00**
1500-1999	3	**20,00**
2000-2499	*4*	*46,66*
≥ 2500	3	**0**
Total	**15**	**100**

Fuente: Historia Clínica

Los factores de riesgo asociados al desarrollo IAAS en neonatal, aparece reflejado en la tabla 5, el más representativo lo constituye el uso previo de antibióticos (15 casos; 100%), le siguen, el bajo peso al nacer (12 casos; 80%), la prematuridad (11 casos; 73,33%) y la estancia hospitalaria mayor a 7 días (10 casos; 66,66%), se debe señalar que más de la mitad estuvieron ingresados en sala de atención al grave (8 casos; 53,33%).

Tabla 5. COMPORTAMIENTO DE LAS ENTEROBACTERIAS EN NEONATOS CON IAAS Y FACTORES DE RIESGO ASOCIADOS. SERVICIO PROVINCIAL DE NEONATOLOGÍA. SANCTI SPIRITUS. 2023-2024

Factores	**No**	**%**
Uso Previo de Antibióticos	*15*	*100*
Estancia Hospitalaria ≥ 7 días	10	**66,66**
Cateterismo Venoso o Vesical	7	**46,66**
Pretérmino	11	**73,33**
Estancia Prolongada Sala Atención al Grave	8	**53,33**
Ventilación Mecánica	3	**20,00**
Nutrición Parenteral	4	**26,66**
Peso al Nacer < 2500gr	12	**80,00**
CIUR	6	**40,00**

Fuente: Historia clínica

En los 15 casos del estudio se realizó estudio bacteriológico para determinar el germen causante de la sepsis (Tabla 6); se analizaron 9 urocultivos, 2 muestras de secreciones purulentas y 4 hemocultivos. En todas fueron aislados patógenos; con los siguientes resultados: 46,66 % de Escherichia coli, Klebsiella pneumoneae (26,66 %), Enterobacter (20%), con la especie aerogenes, cloacae y aglomerans (6,66 % cada especie) y 6,66 % de Proteus mirabilis.

Tabla 6. COMPORTAMIENTO DE LAS ENTEROBACTERIAS EN NEONATOS CON IAAS SEGÚN TIPOS DE MUESTRAS Y GÉRMENES AISLADOS. SERVICIO PROVINCIAL DE NEONATOLOGÍA. SANCTI SPIRITUS. 2023-2024.

Germen	Tipo de Muestra						Total	
	Urocultivo		Secreciones Purulentas		Hemocultivo			
	No	%	No	%	No	%	No	%
Enterobacter aerogene	1	11,11	0	0	0	0	1	**6,66**
Enterobacter cloacae	1	11,11	0	0	0	0	1	**6,66**
Enterobacter aglomerans	0	0	1	50,00	0	0	1	**6,66**
Escherichia coli	6	66,66	1	50,00	0	0	7	**46,66**
Proteus mirabi	1	11,11	0	0	0	0	1	**6,66**
Klebsiella pneumoniae	0	0	0	0	4	100	4	**26,66**
Total	**9**	**60,00**	**2**	**13,33**	**4**	**26,66**	**15**	**100**

Fuente: Datos de las muestras recolectadas en el departamento de Microbiología Clínica HPCC.

En las enterobacterias aisladas en los neonatos de esta investigación se determinó la sensibilidad y resistencia a los antimicrobianos de estas y se encontró, como puede ser visto en la, de estos fármacos utilizados la mayor sensibilidad fue para el Meropenem (11 gérmenes sensibles; 73,33%), seguido de la sensibilidad a la Gentamicina y Cefoxitin, con 10 cada uno para 66,66% y la mayor resistencia se presentó, por igual, a la Ceftriaxone, Ceftazidima y Cefotaxima en 10 aislados (66,66%) para cada uno de estos antimicrobianos.

Tabla 7. COMPORTAMIENTO DE LAS ENTEROBACTERIAS EN NEONATOS CON IAAS EN ANTIBIOGRAMAS REALIZADOS EN EL ESTUDIO. SERVICIO PROVINCIAL DE NEONATOLOGÍA. SANCTI SPIRITUS. 2023-2024.

Antimicrobiano	Sensible (n=15)		Resistente (n=15)	
	No	%	No	%
Meropenem	*11*	*73,33*	4	**26,66**
Gentamicina	10	66,66	5	**33,33**
Amikacina	9	60,00	6	**40,00**

Cefoxitín	10	66,66	5	**33,33**
Ceftriaxone	5	33,33	*10*	*66,66*
Ceftazidima	5	33,33	*10*	*66,66*
Cefotaxima	5	33,33	*10*	*66,66*
Aztreonam	9	60,00	6	**40,00**
Ciprofloxacino	9	60,00	6	**40,00**
Cotrimoxazol	8	53,33	7	**46,66**

Fuente: Datos de las muestras recolectadas en el departamento de Microbiología Clínica HPCC.

Al analizar, en los aislados de enterobacterias obtenidos en los neonatos sépticos de este estudio la presencia de gérmenes resistentes por la producción de estas enzimas se pudo determinar que de los 7 aislamientos de Escherichia coli, 6 fueron productores de BLEE (26,66%) y 3 de los casos de Klebsiella pneumoneae fueron productoras de carbapenemasas (20%).

Gráfico 8. COMPORTAMIENTO DE LAS ENTEROBACTERIAS EN NEONATOS CON IAAS. MECANISMOS DE RESISTENCIA. SERVICIO PROVINCIAL DE NEONATOLOGÍA. SANCTI SPIRITUS. 2023-2024.

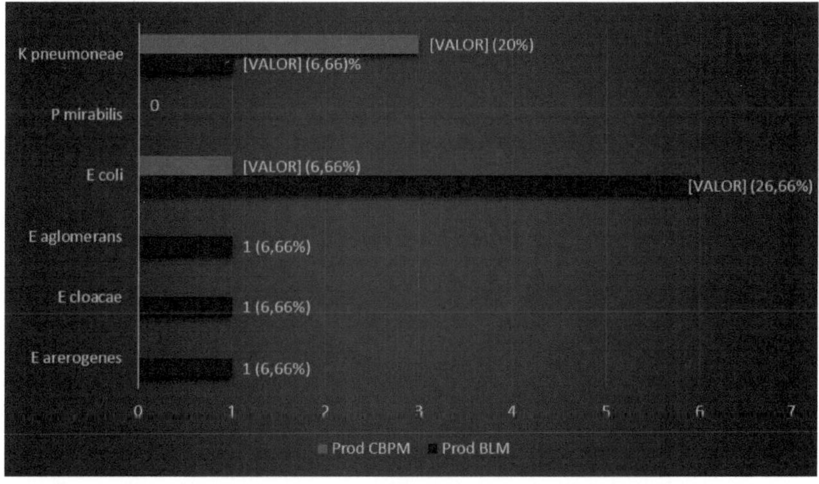

Fuente: Datos de las muestras recolectadas en el departamento de Microbiología Clínica HPCC.

DISCUSIÓN

La sepsis neonatal es la aparece en los primeros 28 días después del nacimiento, pero en vista de las distintas patogenias y epidemiologías de los patógenos, los neonatólogos distinguen entre sepsis de inicio temprano (SIT), la que se manifiesta en las primeras 48 a 72. [28,29].

La SNT se atribuye principalmente a la adquisición de patógenos nosocomiales u horizontales y la exposición al entorno hospitalario o de la comunidad. La exposición a patógenos puede ocurrir debido a la contaminación o colonización de dispositivos médicos invasivos permanentes, el contacto con los proveedores de atención y/u otras fuentes ambientales y superficies.

Corral Pagan [3], estudiando las IAAS en un de servicio de Neonatología, constató que la mayoría de los neonatos presentaron entre 15 y 21 días de nacidos (41,2%); Pérez Morales et al [30] en su investigación sobre factores de riesgo y microorganismos aislados en pacientes con sepsis neonatal, reportaron que sepsis fue más frecuente después de las 72 horas de nacidos con un 72,4 %.

Meza Serpa [31] en su estudio sobre la etiología de la sepsis neonatal, halló que la tardía fue la forma de presentación más frecuente (73,3%), resultado similar al que muestra Barreto González et al [32], los que observaron que el mayor porcentaje de pacientes correspondía a las edades entre 15-21 días (50%), por lo que se coincide con el resultado de estos autores consultados. Otros autores han encontrado que la SN en su presentación temprana, hasta 72 horas de vida, es más frecuente [33,34].

El parto prematuro y las enfermedades graves son principales factores de riesgo de SNT dadas sus necesidades asociadas de catéteres centrales, ventilación mecánica, nutrición parenteral prolongada e intervenciones quirúrgicas. Por otra parte, las causada por patógenos gramnegativos se asocia con mayor gravedad de la enfermedad, mortalidad significativamente mayor, y una mayor probabilidad de morbilidades neonatales a corto y largo plazo [35,36].

Mendoza Reyes et al [37] estudió el perfil clínico en neonatos con sepsis por enterobacterias y encontró que el 51,2% de estos eran niños; Lona Reyes [38] en su estudio sobre la prevalencia de β-lactamasas de espectro extendido en enterobacterias causantes de sepsis neonatal, reporta que el

53,7% de la sepsis se presentó en los del género masculino; Yépez Cusihuaman [(34)] en su investigación "Perfil clínico, bacteriológico y terapéutico inicial de la sepsis neonatal confirmada", observó que esta predominaba en neonatos del sexo masculino (61%).

Duran Palacios [(35)] en un estudio donde la Klebsiella fue el segundo germen más frecuente de la SN, constató que esta era más frecuente en los neonatos varones (61.5%); Ruiz Barreto [(39)] analizando la SN por gran negativos, con predominio de E coli y Klebsiella, concluyó que esta era predominante en los RN varones (65,9%), mientras que Donath Benítez [(40)] encuentra, en su estudio en SN por gramnegativos, que existió predominio, en sus casos, de la misma en los del sexo masculino (52.6%) y Flores Quevedo [(41)] basado en sus resultados del estudio "Factores de Riesgo de Sepsis Neonatal", concluye que el 68% con la infección eran masculinos, encontrando una relación estadística entre el sexo y la sepsis con un riesgo de 1.77 veces de presentar sepsis para los RN con sexo masculino; se coincide con el resultado que muestran estos autores consultados.

Sin embargo, Flores Churampi [(42)] en su tesis de grado "Caracterización microbiológica y farmacológica de la sepsis neonatal por enterobacterias" encuentra que la misma es más frecuentes en neonatos de sexo femenino (52,2%), Ulloa Ricárdez [(43)] que en la SN, en que las causantes fueron enterobacterias, el 52% correspondieron al sexo femenino, por lo que se difiere del resultado de estos autores.

Menéndez Placeres et al [(2)] caracterizando la infección asociada a la asistencia sanitaria en la una unidad de neonatología, cuya causa eran la enterobacterias, halló un predominio de esta en los prematuros entre las 31-36 semanas de gestación con el 51 %; Mendoza Reyes et al [(37)] también halló mayor frecuencia de la sepsis en neonatos pretérminos, distribuidos de la siguiente manera: prematuros entre las semanas 28-31(38 %), seguidos de los prematuros entre las semanas 31–36, (34,8 %) y los prematuros entre las semanas 24-27, con 14,7 %; Cantón Herrera [(44)].

Al estudiar la SN por enterobacterias resistentes a carbapenémicos, constató que la morbilidad más frecuente en los pacientes fue la prematuridad con un 40.3%, mientras que Lona Reyes [(38)] en suestudio de neonatos con sepsis a enterobacterias, reportó mayor frecuencia de esta en pretérminos con edad gestacional promedio de 36,3 semanas.

En el estudio sobre IAAS por enterobacterias asociada a procederes invasivos en una sala de neonatología, Pagano Rivera [47] determinó que el 80 % de los neonatos con la sepsis fueron nacidos pretérminos; Ruiz Barreto [32] al analizar infecciones por Gramnegativos observó que predominaban los recién nacidos pretérminos con media de 32,1 semanas al nacer; Donath Benítez [40] encontró, analizando una serie de recién nacidos con sepsis por Gramnegativos, que en el 40,3% de estos, la edad gestacional menor de 33 semanas era predominante.

Cristina et al [45] refiere que la información en la literatura seleccionada muestra que las IAAS se presentan por diferentes factores de riesgo, pero principalmente por las características propias del neonato, como prematuridad. Señala que los neonatos prematuros son los que experimentan la mayor incidencia de sepsis entre todas las etapas de desarrollo y que, comparado a los neonatos a término, la sepsis en los pretérminos es hasta 1,000 veces más común. La frecuencia de la sepsis entre los recién nacidos hospitalizados está inversamente relacionada con la edad gestacional al nacimiento, pudiendo llegar a ser del 60% en los prematuros y se ha establecido, que los RN con menor EG tienen más probabilidades de ameritar exposición a antimicrobianos durante la primera semana de vida y estancias hospitalarias prolongadas, lo que los vuelve más susceptibles a infecciones nosocomiales.

Menéndez Placeres et al [2] en neonatos con SN por enterobacterias encontró que el 40,6% pesaron al nacer entre 1 500 gr a 2 499 gr; Mendoza Reyes[37] estudió el perfil clínico en neonatos con sepsis por enterobacterias, hallando que sus pesos oscilaron entre 1500 gr a 2499 gr, en el 37,8 %; seguido de 1000 gr a 1499 gr en el 31,3 % y 500 a 599 gr, en el 18,6 %; Lona Reyes [38] cuando investigó a neonatos con sepsis a enterobacterias reportó que el peso promedio al nacimiento fue de 2.404 gramos; también Pagano Rivera et al [46] muestran en los resultados de su estudio sobre la SN por enterobacterias asociada a la atención de salud, según procedimientos invasivos, en una unidad de cuidados intensivos neonatales, que el 53,1 % de los neonatos con esta fue bajo peso al nacer.

Mientras Zamora Paucar et al [47] analizando este tipo de infección en recién nacidos, cuyos gérmenes causantes eran enterobacterias predominantemente, hallaron que el 71,79% había nacido bajo peso (< 2500gr), resultado similar el de estos investigadores al obtenido en el presente estudio. También se coincide con el estudio de Vizzuett et al [88], quienes concluyeron que el factor de mayor riesgo para la infección nosocomial fue el peso al nacer inferior a 2500 gr.

Rosario Romero [49] en su investigación sobre microrganismos aislados en neonatos con sepsis halló como los principales la estancia hospitalaria prolongada (73.6%), sexo masculino (71%) y la prematurez (65.8%); Donath Benítez [40] en su estudio de la sepsis neonatal por Gramnegativos constató como factor de riesgo predominante que en el 91% de los pacientes se empleó antibióticos en la primera semana de vida, mientras que Flores Quevedo [41] halló el bajo peso al nacer con un riesgo para la SN de 2.42 veces mayor y la prematuridad con un riesgo de 5.65 veces mayor; Ulloa Ricárdez [43] a la prematuridad (89%) y al bajo peso al nacer (54.9%) y Manandhar et al [49], en un estudio realizado en el 2021 en el Hospital de Nepal recalca que el principal factor de riesgo fue la prematuridad con OR de 4,8 en relación a los otros factores de riesgo, siguiéndole el peso bajo al nacer con un OR de 1,5 y la intubación endotraqueal con un OR de 1,3; se coincide con el resultado de estos autores consultados, pues en este estudio se encontró también la prematuridad y el bajo peso al nacer como factores importantes para este tipo de sepsis, independientemente del tipo de germen que la ocasione.

El uso de antibióticos en la UCIN es una práctica muy habitual, sin embargo, la posibilidad de alteración del microbioma y de generar resistencias, ha permitido que las bacterias, más que todo los gramnegativos, tengan una mayor proliferación, generando infecciones.

Dentro de los eventos relacionados con el uso de antibióticos en los neonatos se encuentra la alteración de la colonización intestinal, mayor riesgo de enterocolitis necrotizante, muerte y sepsis de inicio tardío con la duración prolongada de antibióticos, por lo que la terapia antibiótica no queda exenta de efectos adversos graves en los escenarios donde los cultivos salen negativos. De hecho, más del 95% de los neonatos en UCIN reciben antibiótico empírico, pero solo 1-5% tienen hemocultivos iniciales positivos.

Mendoza Reyes et al [2] caracterizando neonatos con IAAS encontró que las infecciones más frecuentes fueron las de vías urinarias (48,9 %) y la enterobacteria más frecuentemente aislada la Klebsiella pneumoneae seguida de Escherichia coli; Pagano Rivera [46] estableciendo la relación que existe entre las infecciones asociadas a la atención de salud según procedimientos invasivos y las variables de caracterización en la unidad de cuidados intensivos neonatal reportó a la Klebsiella pneumoniae (15%) como el microorganismo más aislado en los cultivos; Ruiz Barreto [16] identificó una predominancia de aislamiento de Escherichia coli en un 50% de los cultivos, seguido de Klebsiella pneumoniae en un 25%, Enterobacter cloacae en un 15% en neonatos con infecciones por patógenos gramnegativos con multirresistencia, mientras que Donath Benítez [40], en su investigación sobre mortalidad, prevalencia y características epidemiológicas y clínicas en neonatos con SNT, observó que las principales bacterias aisladas fueron la Klebsiella pneumoniae BLEE + y -, seguida de Enterobacter cloacae y en tercer lugar Escherichia coli BLEE y Espinoza Diaz et al [50] en muestras de neonatos en un hospital de Ecuador, halló que los microorganismos principalmente aislados fueron Klebsiella pneumoniae (26,5%) y Escherichia coli (20,7%), coincidiendo el resultado obtenido en el presente estudio con el que muestran estos autores consultados.

Si se tiene en cuenta que *E. coli* está presente en grandes concentraciones en la microbiota intestinal normal de las personas y en otras partes del cuerpo, pudiendo causar enfermedades graves, y ha sido identificada como colonizadora y contaminante del medio ambiente hospitalario, lo que explicaría por qué este germen fue el más frecuente en el estudio.

La presencia de K. pneumoniae como segundo germen más frecuente puede estar asociada a una mayor cantidad de personas dentro de un servicio por aumento de la morbilidad, principalmente relacionada con el manejo frecuente de los pacientes, lo que conlleva a una mayor proliferación bacteriana, ya sea por ingreso de la comunidad o por contaminación cruzada de pacientes y superficies, además de una limpieza deficiente.

El patógeno etiológico que con más frecuencia se relaciona con infecciones del tracto urinario (ITU) es la Escherichia coli, llegando a tener un 66,66 % en las muestras de urocultivos, con mayor presentación los RN de sexo masculino Vergnano et al [51] reporta en su estudio que en México y en otros países de Latinoamérica, los microorganismos predominantes en sepsis neonatal temprana son los bacilos entéricos gramnegativos como son: Escherichia coli y Klebsiella pneumoniae, mientras que Pseudomona aeruginosa, Staphylococcus aureus, Staphylococcus epidermidis y Cándida sp constituyen las principales etiologías de la SNT.

Lona Reyes et al [38] en el análisis de las enterobacterias causantes de SN constató que el 88,8% demostraron resistencia a ampicilina y más de 42% a cefalosporinas de amplio espectro (ceftriaxona en 44,8%, cefepime en 42,7%) y a gentamicina en 43,8%. Las menores resistencias *in vitro* se observaron con amikacina 13,5%, ciprofloxacino 15,6% y meropenem 22,9%. Mostraron resistencia simultánea a ampicilina y amikacina el 12,5% y, finalmente, fueron multi-resistentes el 47,9%; en el estudio de Flores Churampi [42],la Escherichia coli registra para la ceftriaxona y ciprofloxacino el patrón de sensibilidad completo con 53,1% y 47,2 respectivamente% y 28,6% y 25,0% de muestras resistentes respectivamente y 45,7% de muestras sensibles a la gentamicina; por su parte, Zamora Paucar et al [47] muestra que las enterobacterias aisladas presentaron resistencia a amoxicilina/ácido clavulánico (61,53%), ampicilina/Sulbactam (69,23%), ciprofloxacino (61,53%), ceftazidima (30,76%) y cefotaxima (38,46%). En otra investigación realizada por Rojas et al [52] para evaluar la resistencia frente a antibióticos betalactámicos de *Enterobacterales* halló que, un número importante de aislados resultaron multirresistentes (al menos a tres grupos distintos de antibióticos). Complejo *E. cloacae*, *K. pneumoneae* y *E. coli*, en este orden, resultaron las especies con un número significativo de aislados, con resistencia a betalactámicos (especialmente cefalosporinas de tercera generación), aminoglucósidos (amikacina, gentamicina) y quinolonas (ciprofloxacino).

En cuanto *K. pneumoneae* y *E. coli* muchos de los aislamientos resultaron resistentes a carbapenemasas, además de su condición de multirresistencia a cefalosporinas de tercera generación, aminoglucósidos y quinolonas; es evidente que existen disparidades entre los resultados que muestran diferentes investigadores y los obtenidos en el presente estudio, lo que, en opinión del autor, está dado por las condiciones de la unidad donde se realizan, el uso de antibióticos de forma general, y en especial en los neonatos, aunque coincide en que existe un incremento importante de la resistencia de los microorganismo en general, y de las enterobacterias en particular, lo que hace difícil el manejo de la SN.

Entre las enterobacterias, tanto *K. pneumoneae* como *E. coli* son las especies con mayor incidencia de resistencia, teniendo perfiles multidrogoresistentes (MDR) y producción de BLEE, e inclusive otras carbapenemasas. Es importante señalar que, en estudios llevados a cabo en diferentes UCIN a nivel mundial, se ha descrito la presencia de enterobacterias principalmente K. pneumoneae resistente a múltiples antibióticos [53].

Si bien es cierto que, la mayoría de las cepas son susceptibles a los antimicrobianos utilizados normalmente, estas pueden adquirir resistencias por mutaciones o por la adquisición de genes por transferencia horizontal. Las resistencias principales son a las Beta-lactamasas (resistencia a cefalosporinas), metilasas del 16S rRNA (resistencias a aminoglucósidos) y resistencia a las quinolonas por plásmidos[54]. Estos patógenos son a menudo resistentes por lo menos a una clase de antibióticos usados de forma estándar en el tratamiento de los neonatos, incluyendo betalactámicos y aminoglucósidos. Entre los mecanismos de resistencia expresados se encuentran la producción de enzimas que inactivan o alteran el sitio diana del antibiótico (Ej: betalactamasas, carbapenemasas, enzimas modificadoras de aminoglucósidos), disminución de la permeabilidad al antibiótico (cierre de porinas) y remoción del antibiótico dentro de la bacteria (bombas de expulsión) [55].

La literatura médica menciona que la resistencia de enterobacterias, especialmente *K. pneumoneae,* a carbapenémicos, es un factor negativo que va en aumento, resistencia que podría ser ocasionada por uso descontrolado de los carbapenémicos haciendo que la epidemiología local esté variando hacia bacterias cada vez más resistentes [56].

La resistencia a los antibióticos es un fenómeno mundial que ha alcanzado niveles alarmantes. De acuerdo con la Organización Mundial de la Salud, pocos países cuentan con planes integrales para prevenir y luchar contra este flagelo. El consumo de antibióticos sin ninguna indicación médica, uno de sus principales determinantes, sigue siendo una práctica habitual en muchos países, incluso durante la pandemia por SARS-COV-2, lo que ha conllevado a un incremento considerable, a nivel mundial, de este tipo de aislados resistentes, por lo que han sido catalogados como "superbacterias" [56].

Lona Reyes et al [38] encontró que de las enterobacterias asociadas a la SN en su estudio, el 22,9% presentó fenotipo BLEE positivo; Rosario Romero[49] observó, en su investigación, que el patrón de resistencia de las enterobacterias aisladas en hemocultivos, tales como *Escherichia coli* y especies de *K. pneumoneae* y *K. oxytoca*, de pacientes con sepsis neonatal fueron betalactamasas de espectro extendido (BLEE) y que todos los pacientes con aislamiento de *E. coli*, fueron resistentes a todos los antibióticos β-lactámicos, con la excepción de las carbapenemasas, además, de los 8 pacientes con aislamiento de *K. pneumoneae*, el 46% tuvieron este tipo de resistencia antimicrobiana. Sin embargo, el único paciente con aislamiento de *K. oxytoca*, que en teoría es un agente clásico de producción de β- lactamasas de espectro extendido, no se encontró este tipo de resistencia; Donath Benítez[(40)] constató que en la sepsis por Klebsiella pneumoniae, en 65 hemocultivos positivos, el 35 % fue BLEE +, mientras que Zamora Paucar et al [(47)], en su estudio sobre perfil de susceptibilidad antimicrobiana en sepsis neonatal, halló que de las 7 cepas de *E. coli,* 5 eran productoras de BLEE y en las 5 de *K.* pneumoneae, todas fueron fenotípicamente productoras de BLEE.

Rojas et al [(52)] en las especies predominantes de enterobacterias (Klebsiella pneumoneae, Serratia marcescens, complejo Enterobacter cloacae y Enterobacter gergoviae) de su investigación, se encontró que la resistencia a betalactámicos, con especial énfasis en cefalosporinas de tercera generación, fue de 80% para S. marcescens, alrededor del 70% para el complejo E. cloacae, 73% K. pneumoniae, mientras que para E. coli fue de 43%, debido a que 78% de Enterobacterales, presentó algún fenotipo enzimático tipo betalactamasas.

Gonzales et al [(57)], mediante una revisión sistemática sobre SN en Perú, determinó que la presencia de aislados productores de BLEE fue encontrada con alta frecuencia, principalmente, en aislados gram-negativos identificados como K. pneumoniae y E. coli.

Las BLEE son enzimas que tienen la capacidad de inactivar penicilinas, monobactámicos y cefalosporinas y se trasmiten a través de plásmidos entre bacterias de esta o de diferente especie. En países en vía de desarrollo, donde una de las principales etiologías de sepsis neonatal son enterobacterias, este mecanismo de resistencia cobra importancia por las implicaciones desfavorables sobre la morbilidad y/o mortalidad neonatal [(57)].

Las beta-lactamasas son enzimas producidas por bacterias que inactivan los betalactámicos al hidrolizar el anillo beta-lactámico de los mismos. La mayoría de betalactamasas inactivan ya sea penicilinas o cefalosporinas pero algunas son capaces de inactivar ambos tipos de antibióticos [(58)].

Pérez Quintana [(59)], en su estudio sobre las enterobacterias productoras de carbapenemasas en la sala de neonatología del Hospital Pediátrico de Holguín, constató que Escherichia colifue el principal microorganismo aislado con fenotipo de resistencia en relación a carbapenemasas y Cabrera Plaza y Cáceres Palacios [(60)],estudiandolas bacterias causantes de sepsis neonatal y su perfil de susceptibilidad, observó queKlebsiella pneumoneae representó el 33,3% de bacterias Gram negativas y fue la única que presentó resistencia mediada por betalactamasas de espectro extendido y carbapenemasas.

En recientes años, numerosos estudios efectuados en distintos continentes, demuestran un aumento sostenido de la multirresistencia (BLEE, AmpC, carbapenemasas) entre especies de Enterobacterales. Por ejemplo, en Asia entre un 4 y 37% de aislados de Escherichia coli y Klebsiella pneumoneae resultaron productoras de BLEE. En África, entre un 8 y 50 % de los aislados presentaron mecanismos de resistencia tales como BLEE y KPC [(40)]. En Canadá y EE.UU. estos porcentajes varían entre un 2 y 40 % (14,15). A nivel Latinoamericano estos porcentajes se ubican entre un 10 y 60 %, mientras que en Venezuela se describen valores entre 15 y 35 %, para BLEE y KPC, entre Escherichia coli, Klebsiella pneumoneae y Enterobacter spp [(62,63)].

La Pan American Health Organization (PAHO) también alertó recientemente de un aumento en la resistencia de las enterobacterias e insta a mejorar la vigilancia y detección, mediante la detección de estos microorganismos y del tipo de carbapenemasa y protocolos de rastreo para monitorización [(64)], ya que la diseminación de bacterias multirresistentes sigue aumentando y las tasas de mortalidad por las infecciones causadas por este tipo de patógenos también [(65)].

En la actualidad existen líneas de investigación cuyo objetivo principal es optimizar la caracterización y detección de cepas microbianas así como la utilización de pruebas que pueden implementarse en el laboratorio de microbiología, con el fin de disminuir costos, hacer un uso racional de los recursos y brindar un mejor control de calidad en el laboratorio microbiológico, contribuyendo así a la prevención y control para evitar la diseminación de cepas multirresistente, además de conocer los microorganismos intrahospitalarios que causan las infecciones en los neonatales. Esto permite la instauración temprana y oportuna de la terapia antimicrobina empírica.

CONCLUSIONES

Las enterobacterias en aislados microbiológicos de neonatos con sepsis asociada a la asistencia sanitaria fueron más frecuentes en la sepsis tardía, en los de sexo masculino que nacieron pretérminos, fundamentalmente entre 33 y 36 semanas gestacionales, con pesos entre 2000-2499 gramos, en los que el principal factor de riesgo fue el uso previo de antimicrobianos. Dentro de las enterobacterias aisladas predominó la Escherichia coli y la mayor sensibilidad de las mismas para antimicrobianos fue para el Meropenem con la mayor resistencia a cefalosporina de tercera generación, predominando las productoras de betalactamasa extendida (BLEE) con escasa presencia de las productoras de carbapenemasas en las cepas aisladas.

REFERENCIAS BIBLIOGRAFICAS

1. Díaz Álvarez Manuel. Microorganismos causales más comunes y factores de riesgo según laclasificación de las infecciones neonatales. Rev Cubana Pediatr. 2021;93(2): e1079
2. Menéndez Placeres Iluminada, Rodríguez Heredia Odalys Irmina, Martín-Díaz Geidy, Navarro-Vega Néstor, Rodríguez-Aguiar EmirelysYusmara, Jacob-Pérez Yunaika. Caracterización de la infección asociada a la atención de salud en el servicio de Neonatología de la maternidad provincial. Arco médico Camagüey [Internet]. 2023 [citado 22 de junio de 2024]; 27:. Disponible en: http://scielo.sld.cu/scielo.php?script=sci_arttext&pid=S1025-02552023000100051&lng=es.
3. Corral Pagan, María Teresa. Infecciones asociadas a la asistencia sanitaria en el servicio de Neonatología. Hospital Pediátrico. Holguín. 2018-2021 [Tesis].Universidad de Ciencias Médicas (Holguín); 2021 [citado 20 Nov 2022]. Disponible en: https://tesis.hlg.sld.cu/downloads/2275/TESIS%20MARIA%20TERESA.pdf
4. Blengio A, Couto E, Cordobez R, Vezzaro V, Braz J, Dendi Á, et al. Infecciones intrahospitalarias por estafilococo coagulasa negativo en una unidad de neonatología. Arch Pediatr Urug [Internet]. 2021 [citado 21 Sep 2022];92(2):e212. Disponible en: Disponible en: http://www.scielo.edu.uy/pdf/adp/v92n2/1688-1249-adp-92-02-e212.pdf
5. Muñoz Ante K, Ortega Amaya C, Atencia Poveda JW, García Restrepo MC, Garrido Zea EF. Principales factores relacionados con las infecciones asociadas a la atención en salud en población neonatal entre 2014 a 2020. Revisión sistemática. Medicina & Laboratorio. Medigriphi. 2. 2021.
6. Organización Mundial de la Salud (OMS).Carga mundial de infecciones asociadas a laatención sanitaria. Ginebra, Suiza: OMS; 2018.Acceso 28 de noviembre de 2020. Disponibleen https://www.who.int/gpsc/country_work/burden_hcai/es/
7. Pírez C, Peluffo G, Giachetto G, Menchaca A, Pérez W, Machado K, et al. Prevención de infecciones intrahospitalarias. Agentes de infecciones respiratorias. Arch Pediatr Urug [Internet]. 2020 [cited 2021 Feb13]; 91:57–9. Available from:http://www.cdc.

8. Caron Estrada R, MattosNavarro P, CarvajalTapia E, Soloaga R. Factores en la Atención Hospitalaria Responsables de las Infecciones Nosocomiales en Instituciones Sanitarias de las Ciudades de La Paz y el Alto. Rev Médica Risaralda [Internet]. 2017 [cited 2021 Mar 15];23(2):34–7. Available from: https://revistas.utp.edu.co/index.php/revistamedica/article/view/15121
9. Cavazos Barraza, Guadalupe. Alto Costo de la Atención Hospitalaria y su Asociación conlas Infecciones Asociadas a la Atención de la Salud en el Área de Neonatos. (Tesis). Universidad Autónoma de Chihuahua. México.2023.http://repositorio.uach.mx/id/eprint/627
10. Hay 20 veces más IAAS en países en desarrollo que en las economías más industrializadas: OMS. Hospitales sin Infecciones. Junio 2020. Disponible en: https://hospitalsininfecciones.com/194/hay-20-veces-mas-iaas-en-paises-en-desarrollo-que-en-las-economias-mas-industrializadas-oms
11. Villalobos, Andrea Patricia, et al. "Vigilancia de infecciones asociadas a la atención en salud, resistencia bacteriana y consumo de antibióticos en hospitales de alta complejidad [Internet] 2014; (revisado 2/2/2022) 34: (67-80) Disponible en: http://www.scielo.org.co/scielo.php?script=sci_arttext&pid=S0120-41572014000500009
12. Álvarez Díaz, Leidy Johanna. Prevalencia y factores asociados a las infecciones asociadas a la atención en salud en pacientes ingresados en una unidad de cuidados intensivos. Neiva 2016-2017Biociencias. 2020. 15(2): 75-88.
13. Cabrera Manosalva, Emma Doralí, Mendoza Ramírez de Llico, María Paula. Infecciones intrahospitalarias más comunes en el Hospital Regional Docente de Cajamarca, entre Enero del 2017 a Diciembre del 2019. (Tesis). Universidad Privada Antonio Guillermo Urrelo. Cajamarca. Perú. 2021. https://repositorio.unc.edu.pe
14. Consuelo RG. Estudio epidemiológico de la infección nosocomial en el servicio de UCI del Hospital Universitario de Canarias. Rev Esp [Internet].2017 [citado 2021 marz 19]; 43(Suppl 1):77-86. Disponible en:http://scielo.isciii.es/scielo.php?script=sci_arttext&pid=S0376-78922017000300015&lng=es
15. Failoc Rojas VE, Molina Ayasta C, Díaz Vélez C. Importancia de la limpieza hospitalaria para el control de infecciones intrahospitalarias: evaluación microbiológica de un hospital de Chiclayo, Perú [Internet].

Infection.2015.19: 183-4 [cited 2021 Feb 14]. Available from:www.elsevier.es/infection

16. Magaña Salazar MY, Benítez HernándezML. Variación de la tasa de infecciones asociadas a la atención sanitaria en neonatos. Alerta. 2021;4(1)67-71. DOI 10.5377/alerta.v4i1.9748
17. Morocho Angamarca, Dalila Germania. Infecciones Asociadas a la Atención de Salud en el Área de Neonatología. (Tesis). Universidad Católica de Cuenca. Cuenca. Ecuador. 2023. https://dspace.ucuenca.edu.ec/handle/123456789/19691?mode=full
18. Dávila Aliaga C, Mendoza Ibañez E, Torres Marcos E, et al. Microbiota Ambiental del Departamento de Neonatología en el Instituto Nacional Materno Perinatal, Lima, Perú. Rev Peru Investig Matern Perinat. 2023; 12(3): 11-22. DOI: https://doi.org/10.33421/inmp.2023362
19. Pagano Rivera YF, Correa Chuquiyauri DA. Infecciones asociadas a la atención de salud según procedimientos invasivos en una unidad de cuidados intensivos neonatales. Rev Peru Cienc Salud. 2023; 5(1): 29-37. doi: https://doi.org/10.37711/rpcs.2023.5.1.399
20. Gutiérrez Rodríguez,Miriam. Prevalencia de microorganismos aislados en recién nacidos con infección asociada a los cuidados de la salud en la unidad de cuidados intensivos neonatales del Hospital Regional Puebla en un periodo del 01 de enero del 2020 al 31 de diciembre del 2022. (Tesis). Benemérita Universidad Autónoma de Puebla. Heroica Puebla de Zaragoza. México. 2023. https://hdl.handle.net/20.500.12371/19451
21. Castilla Fernández Y, Camba Longueira F, Esclapéd Giménez T et al. Sepsis Neonatal de Inicio Tardío. Hospital Universitari Vall d'Hebron, Barcelona. 2023.
22. Rosario Romero, Mirza Fernanda. Microorganismos aislados en hemocultivos de recién nacidos con sepsis neonatal en la unidad de cuidados intensivos neonatales (UCIN) del Hospital del Niño Morelense en el periodo del 1 de Enero del 2018 al 31 de Diciembre del 2021. (Tesis). Universidad de Autónoma del Estado de Morelos. Cuernavaca. Morelos. México. 2024.http://riaa.uaem.mx/handle/20.500.12055/4543
23. Valdes- Dapena M. Enterobacterias. En: Llop A, Valdes-Vapena M, Zuazo JL. Microbiología y Parasicología Médica. La Habana. Editorial Ciencias Médicas; 2001: t I. p 251-280.
24. Múnera Jaramillo MI, Castrillón Álvarez M, Gutiérrez Cadavid X, Cuartas-Trujillo MC, Ramírez Puerta BS.Comparación de la prueba tridimensional

con PCR múltiple, para detección de carbapenemasas. Infect [Internet]. 2018 Dic [citado 2022 Feb 11]; 22 (4):192-198.Disponible en: http://www.scielo.org.co/scielo.php?script=sci_arttext&pid=S0123-93922018000400192&lng=en

25. Guerra Carías EI, Valenzuela Acevedo L. Caracterización de carbapenemasas en enterobacterias de muestras de pacientes que acudieron al Hospital General San Juan de Dios de la ciudad de Guatemala durante 2014 y 2015.Rev Científ. 2020, 29(2). Disponible en: http://portal.amelica.org/ameli/jatsRepo/50/5099650996009/index.html

26. Martínez Torres, Daniela. Caracterización de betalactamasas de espectro extendido (BLEE) en cepas de Escherichia coli aisladas de humanos y cerdos. (Tesis). Universidad Autónoma del estado de Morelos. Cuernavaca. Morelos. México. 2021.http://riaa.uaem.mx/handle/20.500.12055/3190

27. Badel Ramos, Laura María. Características Clínicas y Microbiológicas de las Infecciones por Enterobacterias no Susceptibles a Carbapenémicos Acorde a sus Mecanismos de Resistencia en un Hospital de Tercer Nivel en México. (Tesis). Universidad Nacional Autónoma de México. Ciudad de México. México. 2019.htpps://ru.dgb.unam.mx

28. Hayes R, Hartnett J, Semova G et al. Infection, Inflammation, Immunology and Immunization (I4) section of the European Society for Pediatric Research (ESPR). Neonatal sepsis definitions from randomised clinical trials. Pediatr Res. 2021.doi: 10.1038/s41390-021-01749-3

29. McGovern M, Giannoni E, Kuester H et al. Infection, Inflammation, Immunology and Immunization (I4) section of the ESPR. Challenges in developing a consensus definition of neonatal sepsis. Pediatr Res. 2020. 88(1):14–26.

30. Pérez Morales Ledys, Cruz Hernández Aymara, Piovet Monzón Lidervis Alberto, Jiménez Pérez Lizt Danet. Factores de riesgo y microorganismos aislados en pacientes con sepsis neonatal. Medisur [Internet]. 2021 Feb [citado 2024 Jun 22]; 19(1): 107-114. Disponible en:http://scielo.sld.cu/scielo.php?script=sci_arttext&pid=S1727-897X2021000100107&lng=es

31. Meza Serpa, Luis Fabrizio. Etiología de sepsis neonatal en el Hospital Santa Rosa en el año 2023. (Tesis).Universidad Nacional Mayor de San Marcos. Lima. Perú. 2024. https://unmsm.edu.pe

32. Barreto González Ollantay Johanson, Baloa Tovar Degly Carolina, García León, Mirna María. Sepsis neonatal: epidemiología. Rev Digit Postg. 2020. 9(1).
33. López U, Oscar J, Buriticá H, Héctor M. Letalidad por sepsis neonatal, factores de riesgo y características microbiológicas. Andes ped. [Internet]. 2021 Oct [citado 2024 Ago 07]; 92(5): 690-698. Disponible en: http://www.scielo.cl/scielo.php?script=sci_arttext&pid=S2452-60532021000500690&lng=es.
34. Yépez Cusihuaman, Jorge Luis. Perfil clínico, bacteriológico y terapéutico inicial de la sepsis neonatal confirmada en el Hospital Antonio Lorena del Cusco, 2017-2021. (Tesis). Universidad Nacional de San Antonio Abad del Cusco. Cusco. Perú. 2022.http://hdl.handle.net/20.500.12918/6666
35. Duran Palacios, Lucero Rebeca. Correlación entre uso de antibioticoterapia empírica y hallazgos de hemocultivos positivos en recién nacidos con sepsis neonatal atendidos en el Servicio de Neonatología del Hospital Regional Docente de Cajamarca, 2019 – 2021. (Tesis). Universidad Nacional de Cajamarca. Cajamarca. Perú. 2022.http://hdl.handle.net/20.500.14074/4861
36. Shah J, Jefferies AL, Yoon EW, Lee SK, Shah PS. Risk Factors and outcomes of late-onset bacterial sepsis in preterm neonates born at < 32 weeks' gestation. Am J Perinatal. 2015. 32(7):675–682.
37. Mendoza Reyes KE, Díaz Castro A. Perfil clínico epidemiológico de neonatos con infección asociada a la atención sanitaria en hospital especializado. Alerta [Internet]. 2022 [citado 20 Nov 2022];5(1):17-25. Disponible en: Disponible en: http://portal.amelica.org/ameli/journal/419/4192878004/4192878004.pdf 3.
38. Lona Reyes Juan Carlos, Pérez Ramírez René Oswaldo, Rodríguez Patiño Virginia, Cordero Zamora Araceli, Gómez Ruiz Larissa María, Llamas Ramos Leonardo. Prevalencia de β-lactamasas de espectro extendido en enterobacterias causantes de sepsis neonatal y factores asociados. Rev. chil. infectol. [Internet]. 2019 Ago [citado 2022 Sep 19]; 36(4): 433-441. Disponible en: http://www.scielo.cl/scielo.php?script=sci_arttext&pid=S0716-10182019000400433&lng=es.
39. Ruiz Barreto, Angela Liliana. Infecciones por patógenos gramnegativos con multirresistencia en neonatos de alto riesgo en el noreste de México.

(Tesis). Instituto Tecnológico de Monterrey. Monterrey. Nuevo León. México. 2021. https://repositorioslatinoamericanos.uchile.cl/handle/2250/4211993

40. Donath Benítez, Crisell Arely. Mortalidad, Prevalencia y Características Epidemiológicas y Clínicas más Frecuentes en los Recién Nacidos con Sepsis Neonatal Tardía por Gramnegativos. (Tesis). Universidad Nacional Autónoma de México (UNAM). Ciudad de México. México. 2022.https://ru.dgb.unam.mex
41. Flores Quevedo, Miguel Ángel. Factores de Riesgo de Sepsis Neonatal. Hospital Santa Rosa Piura 2018-2019. (Tesis). Universidad César Vallejo. Piura. Perú. 2021. https://hdl.handle.net/20.500.12692/75017
42. Flores Churampi, Geovanny Madeleine.Caracterización microbiológica y farmacológica de la sepsis neonatal en un hospital de Huancayo. (Tesis). Universidad Peruana Los Andes. Huacayo. Perú. 2022. https://repositorio.upla.edu.pe/handle/20.500.12848/6159
43. Ulloa Ricárdez A, Salazar Espino B. Epidemiología de infección neonatal temprana y tardía en una Unidad de Cuidados Intensivos Neonatales. RevHospJuaMex 2019; 86(3): 110-115. Disponible en: www.medigraphic.org.mx
44. Cantón Herrera, Ana Edelma. Prevalencia de infecciones causadas por Enterobacterias resistentes a loscarbapenémicos diagnosticadas en el departamento de Pediatría del HospitalEscuela Oscar Danilo Rosales Argüello de León en el periodo 2019-2021. (Tesis).Universidad Nacional Autónoma de Nicaragua-León. Nicaragua. 2022. http://riul.unanleon.edu.ni:8080/jspui/handle/123456789/9359
45. Cristina ML, Sartini M, Spagnolo AM. Serratia marcescens infections in neonatal intensive care units (NICUs). Int J Environ Res Public Health 2019; 16:610. https://doi.org/10.3390/ijerph16040610
46. Pagano Rivera YF, Correa Chuquiyauri DA. Infecciones asociadas a la atención de salud según procedimientos invasivos en una unidad de cuidados intensivos neonatales. Rev Peru Cienc Salud. 2023; 5(1): 29-37. doi: https://doi.org/10.37711/rpcs.2023.5.1.399
47. Zamora Paucar Leonela Lissette, González Romero Ana Carolina, Cruz Tenempaguay Rosa Elisa, Cordóvez Martínez María del Carmen. Etiología y perfil de susceptibilidad antimicrobiana en sepsis neonatal. Rev Eug Esp [Internet]. 2022 Abr [citado 2024 Ago 09];16(1): 4-17. Disponible en:

http://scielo.senescyt.gob.ec/scielo.php?script=sci_arttext&pid=S2661-67422022000100004&lng=es.

48. Rosario Romero, Mirza Fernanda. Microorganismos aislados en hemocultivos de recién nacidos con sepsis neonatal en la unidad de cuidados intensivos neonatales (UCIN) del Hospital del Niño Morelense en el periodo del 1 de Enero del 2018 al 31 de Diciembre del 2021. (Tesis). Universidad de Autónoma del Estado de Morelos. Cuernavaca. Morelos. México. 2024.http://riaa.uaem.mx/handle/20.500.12055/4543
49. Manandhar S, Amatya P, Ansari I, Joshi N, Maharjan N, Dongol S, et al. Risk factors for the development of neonatal sepsis in a neonatal intensive care unit of a tertiary care hospital of Nepal. BMC Infect Dis [Internet]. 2021;21(1):546
50. Espinoza Diaz, Cristóbal; Méndez Padilla, Fabián; Niola León, Flavio et al. Perfil microbiológico de muestras obtenidas de neonatos del Hospital Vicente Corral Moscoso, Ecuador. Archivos Venezolanos de Farmacología y Terapéutica, vol. 40, núm. 5, 2021. Disponible en: https://www.redalyc.org/articulo.oa?id=55969711012
51. Vergnano S, Sharland M, Kazembe P, Mwansambo C, Heath PT. Neonatal Sepsis: an international perspective. Arch Dis Child Fetal Neonatal Ed. 2005; 90 (3):F220-224.
52. Rojas G, Vásquez Y, Rodríguez M, García P, Rojas-Faraco T. Mecanismos de resistencia a antibióticos betalactámicos en Enterobacterales aislados en hemocultivos, Maracay, estado Aragua, Venezuela. Kasmera. 2021;49(2): e49235057. doi: 10.5281/zenodo.5377921.
53. Dong Y, Basmaci R, Titomanlio L, Sun B, Mercier JC. Neonatal sepsis: within and beyond China. Chin Med J (Engl). 2020;133(18):2219-28. doi: 10.1097/CM9.0000000000000935
54. Arumí Rovira M. Escherichia coli. Microbiología para humanos. 2020. Disponible en: https://microbiologiaparahumanos.wordpress.com/2020/01/15/escherichia-coli/
55. Berberiana G, Brizuela M, Rosanova MT, Travaglianti M, Mastroiani A, Reijtmanc V, Fiorilic G, Cruz D, Castro D. Infecciones por bacilos Gram-negativos multirresistentes en neonatología. Arch Argent Pediatr [Internet]. 2019 [citado 2020 Sep 25]; 117(1): 6-11. Disponible en: https://www.sap.org.ar/docs/publicaciones/archivosarg/2019/2019_1171.pdf#page=13

56. Ouchar Mahamat O, Lounnas M, Hide M, Dumont Y, Tidjani A, Kamougam K, et al. High prevalence and characterization of extended-spectrum ß-lactamase producing *Enterobacteriaceae* in Chadian hospitals. BMC Infect Dis [Internet]. 2019;19(1):205. Disponible en: https://doi.org/10.1186/s12879-019-3838-1 DOI 10.1186/s12879-019-3838-1

57. Gonzales A, Obando Vera S, Bobadilla S. Patógenos bacterianos causantes de sepsis neonatal en Perú: una revisión sistemática. InvestigInnovClinQuirPediatr. 2024;2(1):58-67. doi:10.59594/iicqp.2024.v2n1.82

58. Marando R, Seni J, Mirambo M M, Falgenhauer L, Moremi N, Mushi M F, et al. Predictors of the extended-spectrum-beta lactamases producing Enterobacteriaceae neonatal sepsis at a tertiary hospital, Tanzania. Int J Med Microbiol. [Internet]. 2018 [citado 2020 Oct 03]; 308(7): 803-811. Disponible en: https://www.sciencedirect.com/science/article/pii/S1438422118301759

59. Pérez Quintana, Roberto. Comportamiento de las bacterias productoras de carbapenemasas en el Hospital Pediátrico Provincial Holguín 2020-2021. (Tesis). Universidad de ciencias Médicas de Holguín. Cuba. 2022.https://tesis.hlg.sld.cu/index.php?P=FullRecord&ID=2202

60. Cabrera Plaza Aracely Leslie, Cáceres Palacios Jennifer Johanna. Bacterias causantes de sepsis neonatal y su perfil de susceptibilidad en el Hospital Vicente Corral Moscoso, 2015 - 2018. (Tesis). Universidad de Cuenca. Cuenca. Ecuador. 2020. https://dspace.ucuenca.edu.ec/handle/123456789/34096

61. Ouchar Mahamat O, Lounnas M, Hide M, Dumont Y, Tidjani A, Kamougam K, et al. High prevalence and characterization of extended-spectrum ß-lactamase producing *Enterobacteriaceae* in Chadian hospitals. BMC Infect Dis [Internet]. 2019;19(1):205. Disponible en: https://doi.org/10.1186/s12879-019-3838-1 DOI 10.1186/s12879-019-3838-1

62. Logan LK, Hujer AM, Marshall SH, Domitrovic TN, Rudin SD, Zheng X, et al. Analysis of β-Lactamase Resistance Determinants in Enterobacteriaceae from Chicago Children: a Multicenter Survey. Antimicrob Agents Chemother [Internet]. 2021;60(6):3462-9. Disponible en: https://doi.org/10.1128/AAC.00098-16

63. Mataseje LF, Abdesselam K, Vachon J, Mitchel R, Bryce E, Roscoe D, et al. Results from the Canadian Nosocomial Infection Surveillance Program on Carbapenemase-Producing Enterobacteriaceae, 2010 to 2014. Antimicrob Agents Chemother [Internet]. 2021;60(11):6787-94. Disponible en: https://doi.org/10.1128/AAC.01359-16
64. Organización Mundial de la Salud OP de la S. Alerta Epidemiológica: Emergencia e incremento de nuevas combinaciones de carbapenemasas en Enterobacterales en Latinoamérica y el Caribe. Organización Panamericana de la Salud. 2021
65. García Mata, Francisco. Análisis de la resistencia de Klebsiella pneumoniae con carbapenemasas y sus opciones terapéuticas en la actualidad. (Tesis). Universidad de Jaen. España. 2022.https://crea.ujaen.es

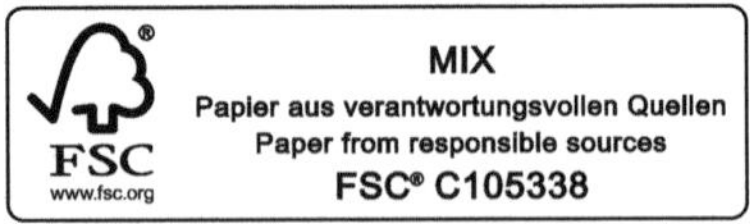

Printed by Books on Demand GmbH, Norderstedt / Germany